BEI GRIN MACHT SICH IHR
WISSEN BEZAHLT

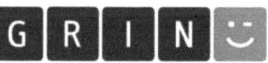

Delegation von pflegerischen Aufgaben im Setting der mobilen Pflege und Betreuung

Jaqueline Ban

Bibliografische Information der Deutschen Nationalbibliothek:

Die Deutsche Nationalbibliothek verzeichnet diese Publikation in der Deutschen Nationalbibliografie; detaillierte bibliografische Daten sind im Internet über http://dnb.d-nb.de abrufbar.

ISBN: 9783346972217
Dieses Buch ist auch als E-Book erhältlich.

Druck und Bindung: Books on Demand GmbH, Norderstedt Germany
Gedruckt auf säurefreiem Papier aus verantwortungsvollen Quellen

Das vorliegende Werk wurde sorgfältig erarbeitet. Dennoch übernehmen Autoren und Verlag für die Richtigkeit von Angaben, Hinweisen, Links und Ratschlägen sowie eventuelle Druckfehler keine Haftung.

Das Buch bei GRIN: https://www.grin.com/document/1419078

Kernkompetenz Delegation
Delegation von pflegerischen Aufgaben im Setting der mobilen Pflege und Betreuung

Abschlussarbeit

im Rahmen des Weiterbildungslehrgangs

Basales und mittleres Pflegemanagement

vorgelegt von

Jaqueline Silvia Ban

Wien, 20.07.2023

Inhaltsverzeichnis

1 Einleitung

Die mobile Pflege - Hauskrankenpflege gewinnt in unserer Gesellschaft immer mehr an Bedeutung. Die steigende Anzahl chronisch kranker Menschen und der demografische Wandel machen die mobile Pflege zu einem immer wichtigeren Thema in der österreichischen Sozialpolitik. (Ertl et al., 2017). Eine aktuelle Studie zeigt: Allein im Jahr 2021 erhielten in Österreich insgesamt 151.537 Personen mobile Pflege- und Betreuungsleistungen in ihrer häuslichen Umgebung. Diese Leistungen wurden von verschiedenen mobilen Betreuungs- und Pflegediensten wie der Hauskrankenpflege sowie der Heimhilfe erbracht und summierten sich auf insgesamt 16,5 Millionen Leistungsstunden. Ein Blick auf die Statistik veranschaulicht die Tatsache, dass allein in Wien im Jahr 2021 rund 28.200 Personen zu Hause betreut und gepflegt wurden. Diese Leistungen umfassten insgesamt 5.124.930 Stunden. (Pflegedienstleistungsstatistik, 2021). Dies verdeutlicht das der Bedarf an mobilen Pflege- und Betreuungsdiensten in unserer Gesellschaft stetig wächst. Im Zusammenhang mit der mobilen Pflege wird häufig der Begriff „Hauskrankenpflege" verwendet. Doch was genau verbirgt sich hinter diesem Ausdruck?

Hauskrankenpflege hat die Befriedigung physischer, psychischer und sozialer Bedürfnisse von kranken Menschen zu Hause zum Ziel. Um dieses Ziel zu erreichen, sind einige Rahmenbedingungen notwendig; ein ganzheitlich orientiertes Pflegekonzept auf der Grundlage neuester wissenschaftlicher Erkenntnisse, die Anwendung adäquater fachlicher Methoden und ein effizienter Ressourceneinsatz, sowie die interdisziplinäre Zusammenarbeit aller Personen und Berufsgruppen, die in die Pflege involviert sind. (Ertl et al. 2017).

Die vorliegende Definition der Hauskrankenpflege orientiert sich an den individuellen Bedürfnissen pflegebedürftiger Menschen, sowie an einem ganzheitlichen Pflegekonzept, das neueste Erkenntnisse berücksichtigt. Dabei verfolgt sie einen beruflich selbstbestimmten, fachlichen und ethischen Ansatz, der durch die Forderung nach Interdisziplinarität im organisatorischen Bereich verbindend wirken soll. Die Definition betont, dass die Hauskrankenpflege nicht ausschließlich von diplomiertem Pflegepersonal geleistet wird, sondern auch andere Berufsgruppen, sowie private Helfer und Angehörige als gleichberechtigte Partner angesehen werden sollten. Somit wird die Hauskrankenpflege als eine Leistung für pflegebedürftige Menschen in ihrem Zuhause positioniert und als Angebot im Bereich der extramuralen Dienste verstanden. (Ertl et al., 2017). Die Hauskrankenpflege nimmt eine bedeutende Rolle in der Pflege und Versorgung von pflegebedürftigen Menschen ein. Ertl et al. (2017) betont, dass das ganzheitliche Pflegekonzept den pflegebedürftigen Menschen in den Mittelpunkt stellt und seine individuellen Bedürfnisse berücksichtigt.

Bereits Stelzhammer (2010) berichtet in ihrem Artikel „Hauskrankenpflege – Status quo und Perspektiven", über die Wichtigkeit der Hauskrankenpflege für die Gesellschaft, welche unter dem sozialpolitischen als auch dem ökonomischen Aspekt immer mehr an Bedeutung gewinnt, denn das Ziel besteht darin, pflegebedürftigen Personen den Aufenthalt im eigenen Zuhause so lange wie möglich zu gewährleisten. Somit stellt die Hauskrankenpflege eine Alternative zur stationären Pflege dar und trägt dazu bei, die Selbstständigkeit und Lebensqualität von Pflegebedürftigen zu erhalten. (Die Vorteile häuslicher Betreuung, 2019). Im Rahmen der Hauskrankenpflege werden verschiedene Pflegeleistungen erbracht, denn die Versorgung von Patienten erfordert eine effektive Zusammenarbeit zwischen verschiedenen Berufsgruppen und eine gezielte Aufgabenteilung, um eine kontinuierliche und qualitativ hochwertige Versorgung zu gewährleisten. (Ertl et al., 2017).

Immer wieder kommt es dabei zu Situationen, in denen das (Pflege)personal mit einer hohen Arbeitsbelastung konfrontiert ist und es schwierig wird, alle Aufgaben selbstständig zu erledigen. (b-wise, 2022). Kelly-Heidenthal & Marthaler beschreiben (2008), dass die Übertragung von Aufgaben auf andere Personen in der professionellen Pflege unvermeidbar ist. Dies illustriert, dass die Delegation von Aufgaben nicht nur ein unverzichtbarer Bestandteil der Pflegepraxis ist, sondern auch eine wichtige pflegerische Kernkompetenz darstellt. (Vgl. GuKG). Sie trägt nicht nur dazu bei Pflegefachkräfte, welche auch als Führungskräfte fungieren, zu entlasten, um sich laut Blatter (o.J.) ihrer Kernaufgaben widmen zu können. Sie kann auch ein effektiver Ansatz sein, um komplexe und anspruchsvolle Pflegeaufgaben in der Hauskrankenpflege zu bewältigen. Um eine erfolgreiche Delegation zu gewährleisten, sind neben fachlicher Kompetenz und Erfahrung auch ausgeprägte Führungskompetenzen und Kommunikationsfähigkeiten erforderlich. (Ertl et al., 2017).

Obwohl die Delegation im Rahmen der Qualitätssicherung ein wichtiger Bestandteil des Pflegeprozesses ist, treten in der Praxis häufig Probleme und Wissensdefizite hinsichtlich der Umsetzung auf. (Kelly-Heidenthal & Marthaler, 2008). Es ist jedoch entscheidend, dass diese Aspekte angemessen behandelt werden, um die Sicherheit der Kund*innen zu gewährleisten, dies liegt in der Verantwortung des delegierenden Pflegepersonals.

1.1 Fragestellung / Zielsetzung

Die vorliegende Arbeit beschäftigt sich mit der Thematik der Delegation. Es wird die Notwendigkeit untersucht, die pflegerischen Aufgaben unterschiedlicher Berufsgruppen hervorzuarbeiten, sowie Faktoren einer rechtlichen abgesicherten Delegation zu ermittelt.

Im Fokus liegt die Forschungsfrage: Welche Faktoren berücksichtigt werden müssen, damit eine juristisch sichere und letztendlich erfolgreiche Delegation im Setting der mobilen Pflege und Betreuung erfolgen kann. Das Ziel besteht darin, Erkenntnisse zu gewinnen, die als Grundlage für die Entwicklung von praxisorientierten Empfehlungen und Leitlinien dienen, welche Pflegefachkräften im Bereich der Hauskrankenpflege helfen, eine sichere und effektive Delegationspraxis zu etablieren.

1.2 Methode

Die vorliegende Arbeit folgt einer strukturierten Gliederung, um ein umfassendes Verständnis der Thematik zu ermöglichen. Zu Beginn wird ein Fallbeispiel präsentiert, das als praxisbezogener Bezugspunkt dient und die gesamte Arbeit begleitet. Dieser praxisnahe Ansatz ermöglicht den Lesern ein besseres Verständnis, da er den theoretischen Rahmen mit konkreten Anwendungsbeispielen verbindet. Dadurch erhalten die Leser die Möglichkeit, die theoretischen Ausführungen und Konzepte in einem realen Kontext zu verstehen und zu erkennen, wie sich diese auf konkrete Situationen in der Praxis auswirken könnten.

Nachdem die theoretischen Grundlagen, welche für das Verständnis der Thematik unerlässlich sind, behandelt wurden, folgen rechtliche und ethische Aspekte, sowie der politische Einfluss. Im Kapitel Grundlagen der Delegation, werden zunächst die Definition und Bedeutung der Delegation erläutert, um ein klares Verständnis für den Begriff zu schaffen. Ein weiterer wichtiger Aspekt, der in diesem Kapitel behandelt wird, ist die Rechenschaftspflicht. Im vorletzten Kapitel steht der gesamte Delegationsprozess im Fokus. Hier werden unter anderem die ausschlaggebenden Kriterien für eine erfolgreiche Delegation beleuchtet. Die vorgegebene strukturierte Herangehensweise ermöglicht den Lesern die Entwicklung und Umsetzung eines sicheren und effektiven Delegationsprozesses in der Hauskrankenpflege besser zu verstehen, sowie den Pflegefachkräften eine Art Leitlinie zu geben. Im abschließenden Abschnitt erfolgt eine Analyse der rechtlichen Gegebenheiten, um daraufhin eine Zusammenfassung zu präsentieren, welche die wichtigsten Elemente nochmals prägnant zusammenführt.

2 Fallbeispiel Frau Schmidt

Frau Schmidt ist eine 82- jährige Dame, ihr Ehemann ist verstorben, sie lebt alleine in einer großen Wohnung. Ihre beiden Kinder leben in der nächsten Ortschaft, besuchen sie jedoch regelmäßig. Dennoch sind sie nicht in der Lage, sie täglich zu betreuen. Laut Frau Schmidts Sohn, fühle sie sich oft einsam und isoliert. Sie leidet an Diabetes, Arthrose sowie beginnender Demenz. Aufgrund ihrer Arthrose hat sie Schwierigkeiten beim Gehen und benötigt Unterstützung beim An- und Auskleiden sowie beim Baden. Infolge ihrer beginnenden Demenz hat sie zunehmend Orientierungsschwierigkeiten, wodurch sie, nicht nur ihre Medikamente nicht mehr selbstständig dispensieren kann, sondern auch deren Einnahme vergisst. Wichtige Termine werden versäumt. Aufgrund ihres Diabetes muss ihr Blutzuckerspiegel regelmäßig überwacht werden. Weiters besteht die Notwendigkeit, dass die Verabreichung der Insulin Injektionen von qualifiziertem Fachpersonal übernommen werden muss. Bisher hat Frau Schmidt ihre Betreuung durch die Nachbarin erhalten. Da diese nun selber gesundheitliche Probleme hat, ist dies nicht mehr möglich. Der Umzug in ein Pflegeheim ist keine denkbare Option, weder für Frau Schmidt noch für ihre Angehörigen.

Die mobile Pflege wurde aktiviert und organisiert, um Frau Schmidt die erforderliche Unterstützung bei ihren täglichen Aktivitäten und Aufgaben für ihre Gesundheit und Sicherheit zu bieten. Daher wird die Kundin nun zweimal täglich von einem/einer Pflegeassistent*in und einmal täglich von einer Heimhilfe betreut. Zusätzlich wird die Gesamtbetreuung durch den Besuchsdienst dreimal die Woche abgerundet. So wird sichergestellt, dass Frau Schmidt eine umfassende Betreuung erhält, welche ihre Bedürfnisse und Anforderungen bestmöglich erfüllt und ihr so die Möglichkeit geboten wird, in ihrer gewohnten Umgebung zu verbleiben.

Nachdem sich die Pflegefachkraft (in einigen Trägerorganisationen ist dies die Aufgabe der/s Case- und Care-manager*in) im Rahmen ihrer/s eigenverantwortlichen Bereiches einen Überblick über die notwendigen Pflegetätigkeiten gemacht hat, delegiert sie die Aufgaben in schriftlicher Form an die anderen Berufsgruppen.

Im Setting der Hauskrankenpflege übernimmt die Pflegeassistenz die Körperpflege, Unterstützung, bei Bedarf auch Übernahme, beim An- und Auskleiden, die wöchentliche Dispensierung der Medikamente, Erinnerung und Unterstützung der Einnahme ihrer Medikation, die Überwachung des Blutzuckerspiegels sowie die Verabreichung der Insulin Injektionen. Die Betreuung erfolgt jeweils morgens und abends.

Die Heimhilfe unterstützt im Rahmen des Mittagsdienstes Frau Schmidt bei anfallenden hauswirtschaftlichen Aufgaben, erinnert sie an die Medikamenteneinnahme, tätigt den Einkauf von Lebensmitteln und leistet ihr Gesellschaft.

Die Aufgabe des Besuchsdienstes ist, neben der Begleitung zu wichtigen Terminen, Gespräche und Spaziergänge anzubieten, um ihrer sozialen Isolation entgegenzuwirken und somit auch ihre Lebensqualität zu verbessern.

Die Pflegefachkraft überwacht die Umsetzung der Delegation in regelmäßigen Abständen und fungiert bei Fragen oder Problemen als direkte, fachlich pflegerische Ansprechperson. Frau Schmidt erfährt durch sie regelmäßige Besuche. So wird im Rahmen der Pflegevisiten die Betreuung, wenn notwendig, an ihre Bedürfnisse angepasst.

Alle Berufsgruppen sind bestrebt, auf die Bedürfnisse der Kundin sensibel und einfühlsam einzugehen und ihr dabei zu helfen, ein Gefühl der Normalität und der sozialen Verbindung aufrechtzuerhalten. Durch die Organisation der Hauskrankenpflege für Frau Schmidt konnte sichergestellt werden, dass sie die Unterstützung und Pflege erhält, die sie benötigt.

Doch wer sind die Personen, die für diese Aufgabe zuständig sind und welche gesetzlichen Aufgaben haben sie dabei zu erfüllen?

Im Folgenden werden zunächst relevante Begriffe erklärt, um eine Verständnisbasis zu schaffen. Im Anschluss wird auf die Personen eingegangen, die für die Aufgabe der Delegation zuständig sind, welche Rolle die verschiedenen Berufsgruppen dabei spielen und welche gesetzlichen und ethischen Rahmenbedingungen dafür notwendig sind.

3 Theoretische Grundlagen

In den theoretischen Grundlagen werden die relevanten fachlichen Begriffe und Definitionen erklärt, die für ein besseres Verständnis der Thematik notwendig sind.

3.1. Begriffserklärung Kunde/Klient

In den letzten Jahren hat eine fortschreitende Entwicklung im Verständnis von Dienstleistungen und Kundenbedürfnissen zu einem Umdenken geführt, insbesondere im Bereich der extramuralen Dienstleistungen. Organisationen, die ihre Haltung, Werte und ihr Verständnis von Pflege überprüft und auf eine professionelle Dienstleistungsbasis gestellt haben, verwenden heute zunehmend den Begriff Klienten und oder Kundinnen, um ihre Beziehung zu den Personen, die ihre Dienstleistungen in Anspruch nehmen, zu verdeutlichen. (Ertl et al., 2017). Es wird erwartet, dass pflegerische Leistungen als Dienstleistungen betrachtet und unter den Bedingungen der Marktwirtschaft angeboten werden. (Mayer, o.J.).

Der Fokus liegt auf den Bedürfnissen und Wünschen der Kundinnen und darauf, dass dieser aktiv an der Gestaltung seiner Pflege beteiligt ist. Im Gegensatz dazu kann der Begriff „Patient" als passiv empfunden werden, da er impliziert, dass der Empfänger der Pflege lediglich empfängt, was ihm angeboten wird.

3.2. Relevante Berufsgruppen in der Hauskrankenpflege

Betreuungs- und pflegebedürftige Personen, welche im häuslichen Umfeld (Pflege-) Dienstleistungen erhalten, werden von qualifizierten Pflegekräften wie diplomierten Gesundheits- und Krankenpflegepersonen, Pflegefachassistenten, Pflegeassistenten sowie Heimhilfen unterstützt und gepflegt. Zusätzlich werden diese Berufsgruppen vom Besuchsdienst, Reinigungskräften, Essen auf Rädern Service und anderen Dienstleistern begleitet. (Fichtinger & Rabl, 2014). In den nächsten Kapiteln werden die delegierten Aufgaben näher in Bezug auf die folgenden vier Berufsgruppen erörtert.

3.2.1. Diplomierte Gesundheits- und Krankenpflegepersonen

Mit dem steigenden Bedarf an häuslicher Krankenpflege, wird die Rolle der diplomierten Gesundheits- und Krankenpflege in der Hauskrankenpflege immer wichtiger und relevanter.

Die Ausbildung: Seit Beginn der Akademisierung, 2008, ist die Ausbildung im gehobenen Dienst für Gesundheits- und Krankenpflege als generalisiertes Bachelor Studium konzipiert, welches die Pflegewissenschaften mit der Berufsberechtigung für den gehobenen Dienst der Gesundheits- und Krankenpflege kombiniert. Dieser Studiengang erstreckt sich über einen

Zeitraum von sechs Semestern. Absolventen des Studiums erwerben den Bachelor of Science Health Studies (B.Sc.). (Wiener Gesundheitsverbund, 2023).

Der Zuständigkeitsbereich: Gemäß § 14 des Gesundheits- und Krankenpflegegesetzes (GuKG), umfasst die Ausübung des gehobenen Dienstes der Gesundheits- und Krankenpflege die eigenverantwortliche Diagnostik, Planung, Organisation, Durchführung und Kontrolle aller pflegerischer Maßnahmen, sowie die Gesundheitsförderung und Beratung im Rahmen der Pflege. Des Weiteren obliegt ihr die Durchführung von administrativen Aufgaben im Rahmen der Pflege. (Ris, Gesundheits- und Krankenpflegegesetz, 2005, §14).

Der eigenverantwortliche Aufgabenbereich umfasst verschiedene Bereiche, einschließlich der Erhebung von Pflegebedürfnissen und Pflegeabhängigkeit, der Durchführung einer Pflegeanamnese, sowie der Formulierung von Pflegediagnosen und der Entwicklung von Pflegeplänen. Die Umsetzung von Pflegemaßnahmen, sowie die Vermittlung von Informationen zu Krankheitsvorbeugung und gesundheitsfördernden Maßnahmen sind ebenfalls dazugehörig. Ein wichtiger Bestandteil ist zudem die Dokumentation des gesamten Pflegeprozesses, einschließlich der Organisation der Pflege, sowie der Anleitung und Überwachung von Hilfspersonal. (Fichtinger & Rabl, 2014). Noch bevor sie gemäß §14 Absatz 9 die pflegerischen Maßnahmen delegiert. (Gruber, 2017).

Die diplomierte Gesundheits- und Krankenpflegeperson „ist somit für den gesamten Pflegeprozess der Hauskrankenpflege verantwortlich. Im Rahmen der Planung delegiert sie schriftlich diverse Aufgaben den Berufsgesetzen entsprechend. Die Anleitung und respektive die Überprüfung der delegierten Maßnahmen erfolgt vor Ort." (Fichtinger & Rabl, 2014).

Der mitverantwortliche Aufgabenbereich: Hierzu zählt die Durchführung diagnostischer und therapeutischer Maßnahmen nach ärztlicher Anordnung, sowie interdisziplinäre Tätigkeiten wie Maßnahmen zur Verhütung von Krankheiten und Gesundheitsberatung. (Fichtinger & Rabl 2014).

In Bezug auf das Fallbeispiel Frau Schmidt, handelt die diplomierte Gesundheits- und Krankenpflegeperson im eigenverantwortlichen Aufgabenbereich, wenn, die für notwendig erachteten Pflegetätigkeiten, festgestellt, formuliert und dokumentiert werden. Im mitverantwortlichen Aufgabenbereich, hat sie dafür Sorge zu tragen, dass eine aktuelle, lesbare Arztanordnung mit dem vom Arzt vorgeschriebenen Insulinschema, vorhanden ist. Damit wird die korrekte Verabreichung der vorgegeben Insulinmenge, durch den/die Pflegeassistent*in gewährleistet.

Case-Management: Für eine erfolgreiche Hauskrankenpflege ist eine reibungslose Zusammenarbeit zwischen Kund*innen, Angehörigen und verschiedenen Diensten unerlässlich. Eine optimale Abstimmung und Vernetzung aller Beteiligten sind hierbei von großer Bedeutung. Um diese zu gewährleisten, kann das Konzept des Case Managements eingesetzt werden. (Ertl et al., 2017). In einigen Organisation ist eine ausgewählte diplomierte Pflegefachkraft für das Case Management und die Qualitätssicherung (QSDGKP) zuständig. Diese übernimmt unter anderem die Aufgabe der Aufnahme und fachlichen Begleitung der Kund*innen im Pflege- und Betreuungsprozess, der Evaluierung und Anpassung der Leistungen an die Kundenbedürfnisse, sowie der fachlichen Anleitung der Mitarbeiter*innen im Außendienst. Darüber hinaus obliegt ihr die Verantwortung für den Delegationsprozess.

3.2.2. Pflegefachassistenten und Pflegeassistenten

Die letzte Novelle des Gesundheits- und Krankenpflegegesetzes unterscheidet zwischen zwei Berufsbildern im Bereich der Pflege: der Pflegefachassistenz und der Pflegeassistenz.

Die Ausbildung zur Pflegefachassistenz hat an einer Schule für Gesundheits- und Krankenpflege zu erfolgen. Sie erstreckt sich über einen Zeitraum von zwei Jahren und umfasst insgesamt 3 200 Stunden.

Im Unterschied zur Pflegeassistenz, welche bereits nach einem Jahr die Ausbildung absolviert, wobei diese entweder an einer Schule für Gesundheits- und Krankenpflege oder in einem PA-Lehrgang zu erfolgen hat. Das Stundenausmaß umfasst insgesamt 1 600 Stunden. (Rechtsinformationssystem, Ausbildungsverordnung für PA/PFA Berufe, 2023)

Der Zuständigkeitsbereich: Im § 83 des Gesundheits- und Krankenpflegegesetzes wird der Tätigkeitsbereich der Pflegeassistenz beschrieben. Demnach umfasst dieser vor allem unterstützende Tätigkeiten bei der Durchführung von Pflegemaßnahmen unter Anleitung von Pflegefachkräften. Zu den Aufgaben der Pflegeassistenz zählen unter anderem die Durchführung von Grundpflege, die Unterstützung bei der Mobilisation, sowie die Beobachtung und Dokumentation des Gesundheitszustands der Patienten und Patientinnen. (Fichtinger und Rabl, 2014). Die Pflegefachassistenz ist eine eigenständige Ausbildung im Bereich der Gesundheits- und Krankenpflege. Durch die Kompetenzerweiterung ergeben sich somit umfassendere Qualifikationen, im Vergleich zur Pflegeassistenz. Pflegefachassistenten und -assistentinnen können bestimmte Aufgaben in der Pflege eigenständig durchführen und arbeiten eng mit Pflegefachkräften zusammen. Die Pflegeassistenz hingegen ist eine kürzere Ausbildung im Bereich der Pflege, die vor allem unterstützende Tätigkeiten beinhaltet.

Pflegeassistenten und -assistentinnen arbeiten unter Anleitung von Pflegefachkräften und unterstützen diese bei der Durchführung von Pflegeaufgaben. (Halmich, 2018)

Bezugnehmend auf das Fallbeispiel Frau Schmidt, handelt der/die Pflege(fach)assisten*in gemäß §83 (GuKG) Absatz 1 „Mitwirkung an und Durchführung der ihnen von Angehörigen des gehobenen Dienstes für Gesundheits- und Krankenpflege übertragenen Pflegemaßnahmen (Abs.2)" (Gruber, 2017).

3.2.2. Heimhilfen

Als wichtige Stütze in der Hauskrankenpflege ergänzt die Heimhilfe das Team der Gesundheits- und Krankenpflegepersonen.

Die Ausbildung zur Heimhilfe wird in Österreich von verschiedenen Einrichtungen angeboten. Die Rechtsvorschrift für Sozialbetreuungsberufe, Vereinbarung gemäß 15a, legt die verbindlichen Ausbildungsinhalte und Anforderungen für den Beruf der Heimhilfe in Österreich fest. Dennoch hat jedes Bundesland seine eigenen spezifischen Ausführungsbestimmungen, die in Bezug auf die Ausbildung der Heimhilfen gelten. In Wien gelten dementsprechend, die Regelungen und Vorgaben, die von der zuständigen Landesbehörde festgelegt wurden, um die Ausbildung der Heimhilfe gemäß den Anforderungen der Region zu gewährleisten. (Rechtsinformationssystem, 2023, Rechtsvorschrift für Vereinbarung gemäß 15a B-VG über Sozialbetreuungsberufe). Die Ausbildung erfolgt durch die Absolvierung von Kursen und ist mit einer kommissionellen Prüfung abzuschließen. Sie umfasst eine theoretische Ausbildung im Umfang von 200 Unterrichtseinheiten sowie ein Praktikum im Umfang von 200 Stunden. (Beruf Heimhilfe in Wien - Voraussetzungen und Ausbildungseinrichtungen, 2014).

Der Zuständigkeitsbereich: Aus § 7 des Wiener Sozialhilfe- und Sozialbetreuungsgesetzes (WSBBG), welches die Aufgabenbereiche der Heimhelferinnen und Heimhelfer regelt, geht folgendes hervor. Die Heimhilfe unterstützt betreuungsbedürftige Menschen, die aufgrund von Alter, gesundheitlichen Beeinträchtigungen oder schwierigen sozialen Umständen nicht in der Lage sind, sich selbst zu versorgen. Ihre Aufgaben umfasst die Hilfe bei der Haushaltsführung und den Aktivitäten des täglichen Lebens, sowie die Unterstützung im Umgang mit existenziellen Erfahrungen. Dabei wird die Selbstständigkeit der betreuten Personen gefördert und es wird Hilfe zur Selbsthilfe gewährt. Die Tätigkeiten der Heimhilfe umfassen den eigenverantwortlichen Bereich der Hauswirtschaft, sowie den Bereich der Basisversorgung nach dem Gesundheits- und Krankenpflegegesetz, bei dem sie ausschließlich unter Anleitung und Aufsicht von Angehörigen des gehobenen Dienstes für Gesundheits- und Krankenpflege tätig sind. (Fichtinger & Rabl, 2014).

Der eigenverantwortliche Aufgabenbereich – ohne (schriftliche) Anordnung durch die DGKP: Im eigenverantwortlichen Aufgabenbereich der Heimhilfe fallen hauswirtschaftliche Tätigkeiten, sowie die Unterstützung bei Besorgungen außerhalb des Wohnbereichs an. Sie hilft auch bei der Zubereitung und Einnahme von Mahlzeiten, aktiviert die betreuten Personen durch einfache Beschäftigungsanregungen und fördert Kontakte im sozialen Umfeld. Außerdem sind hygienische Maßnahmen, wie Wäscheversorgung und die Beobachtung des Allgemeinzustands Teil des Aufgabenbereichs. Die Heimhilfe ist verantwortlich für die rechtzeitige Einholung von Unterstützung durch andere Berufsgruppen, wenn Veränderungen im Gesundheitszustand des Kunden/der Kundin, sowie bei unvorhersehbaren akuten Problemen auftreten. Die Dokumentation ihrer Tätigkeiten zählt ebenfalls dazu. (Fichtinger & Rabl, 2014).

Unterstützung der Basisversorgung – mit (schriftlicher) Anordnung durch DGKP: Die Heimhilfe unterstützt die Diplomierte Gesundheits- und Pflegeperson bei der Basisversorgung unter Anleitung und Aufsicht. Diese Tätigkeiten umfassen unter anderem die Körperpflege, Medikamenteneinnahme oder deren Verweigerung, Anwendungen von therapeutischen Salben, Inkontinenzversorgung, einfache Lagerung, sowie Bewegungs- und Transferunterstützung. Bei der Durchführung aller Maßnahmen wird stets die kulturelle Sensibilität und Wertschätzung gegenüber den Kund*innen berücksichtigt. (Fichtinger & Rabl, 2014).

*Bezugnehmend auf das Fallbeispiel Frau Schmidt, handelt die Heimhilfe, wenn hauswirtschaftliche Tätigkeiten, der Einkauf von Lebensmittel, jedoch auch die selbstständige Dokumentation durchgeführt werden, in ihrem eigenverantwortlichen Aufgabenbereich, dies bedarf keiner Delegation. Die Tatsache, dass die Heimhilfe Frau Schmidt mittags bei der Einnahme ihrer Medikamente unterstützt, erfordert eine schriftliche Delegation der DGKP. Dies setzt voraus, dass die Medikamente bereits durch eine diplomierte Gesundheits- und Krankenpflegeperson oder durch die Berufsgruppe der Pflege(fach)assistent*in, als delegierte Aufgabe durch die Pflegefachkraft, dispensiert und vorbereitet sind.*

3.2.4. Besuchsdienst

Der Besuchsdienst bietet älteren Menschen eine wertvolle Kommunikationsmöglichkeit. Er begleitet Senioren bei Spaziergängen, Einkäufen oder anderen Erledigungen.

Ausbildung: Diese Berufsgruppe unterliegt keinem Berufsgesetz, eine Ausbildung ist gesetzlich nicht geregelt. Einige Organisationen bieten intern Einschulungs-, Begleitungs- und Fortbildungskonzepte an, um ihre Mitarbeiter*innen optimal auf ihre Aufgaben vorzubereiten.

Da Körpernahe Tätigkeiten dem GuKG und dem Sozialbetreuungsgesetz unterliegen, sind diese Aufgabenbereich für den Besuchsdienst nicht zulässig. (Fichtinger & Rabl, 2014).

3.3. Gesetzliche und Ethische Rahmenbedingungen

Im Österreichischen Gesundheits- und Krankenpflegegesetz (GuKG) sind die gesetzlich definierten Aufgaben, Kompetenzen und Verantwortlichkeiten der verschiedenen Pflegeberufe definiert. Gemäß § 14 GuKG sind Delegation und Übertragung von pflegerischen Tätigkeiten als eine der pflegerischen Kernkompetenzen definiert. In Bezug auf Delegation regelt das GuKG, dass die Pflegefachpersonen die Verantwortung für die Delegation von Aufgaben tragen. Sie sind verpflichtet, nur solche Aufgaben zu delegieren, die von der delegierten Person sachgerecht ausgeführt werden können. Dabei muss die fachliche Eignung, die Erfahrung und die Qualifikation der betreffenden Person berücksichtigt werden. Jegliche Anordnungen haben schriftlich zu erfolgen. Im Sinne des § 83 GuKG des Tätigkeitsbereichs der Pflegeassistenz werden nicht mehr einzelne pflegerische Maßnahmen aufgelistet, sondern es wird die Möglichkeit geschaffen, nach einer persönlichen Pflegeanamnese und Beurteilung der Pflegesituation durch Angehörige des gehobenen Dienstes für Krankenpflege, pflegerische Maßnahmen, unter Berücksichtigung des Ausbildungsstandes an die Berufsgruppe der Pflegeassistenz zu übertragen und mittels regelmäßiger Aufsichtsintervalle zu begleiten. Somit kann das Potenzial von Pflegeassistent*innen vermehrt ausgeschöpft und insofern für die Kunden nutzbar gemacht werden, als Angehörige des gehobenen Dienstes für Gesundheits- und Krankenpflege in der Übertragung vom Pflegemaßnahmen an die Pflegeassistenz weniger eingeschränkt sind. (Gruber, 2017).

Die Ausübung des Pflegeberufs ist jedoch nicht nur an die Einhaltung von gesetzlichen Vorgaben gebunden, sondern auch an die ethischen Grundsätze, welche im ICN Ethik Kodex festgelegt sind, um im Sinne des Kund*innen Wohls zu handeln.

Der ICN Ethik Kodex ist ein internationaler ethischer Leitfaden für Pflegefachpersonen, der auf globaler Ebene anerkannt ist. Er gibt einen Rahmen für ethische Pflegepraxis und Entscheidungsfindung und unterstützt Pflegefachpersonen dabei, ethisch fundierte Entscheidungen zu treffen, die auf den Bedürfnissen und Werten Ihrer Kunden und Kundinnen basieren. Der Ethik Kodex beton die Bedeutung der Würde und Autonomie jedes Kunden/jeder Kundin und fordert das Pflegepersonal auf, diese Prinzipien bei der Pflege zu respektieren und zu fördern. Die Pflegefachpersonen müssen in der Lage sein, ethische Überlegungen in ihre Arbeit zu integrieren. (Kemetmüller & Fürstler, 2013).

Zusammenfassend lässt sich sagen, dass das Gesundheits- und Krankenpflegegesetz und der ICN Ethik Kodex, beide die Bedeutung einer verantwortungsvollen und ethischen Pflegepraxis betonen. Die Regeln und Vorgaben des Gesetzes sollen dabei als Leitlinien dienen, um eine sichere und qualitativ hochwertige Versorgung der Kund*innen zu gewährleisten. Der Ethik Kodex soll dabei helfen, eine Pflegepraxis zu entwickeln, die auf den Bedürfnissen und Wünschen der Kund*innen basiert und dabei die ethischen Prinzipien des Berufsstandes berücksichtigt. Delegation soll dabei immer im Interesse der Kund*innen erfolgen und ihre Bedürfnisse und Wünsche berücksichtigen.

Im Fallbeispiel Frau Schmidt besteht auch ein Zusammenhang der Delegation von pflegerischen Aufgaben im Rahmen des Ethik-Kodex. Der Ethik-Kodex betont, dass alle Pflegefachkräfte Verantwortung tragen und qualitativ hochwertige Pflege sicherstellen müssen. Das umfasst auch die Delegation von Aufgaben an andere Mitglieder des Pflegeteams. In diesem Fall wurde die Betreuung von Frau Schmidt von der Nachbarin auf das Pflegeteam übertragen, wodurch eine qualitativ hochwertige Pflege sichergestellt werden konnte. Die Pflegeassistenz und die Heimhilfe haben ihre Aufgaben im Rahmen ihrer Kompetenzen übernommen und der Besuchsdienst hat zusätzlich emotionale Unterstützung geleistet. Dies entspricht den ethischen Grundsätzen des ICN Ethik-Kodex, insbesondere der Verantwortung, Zusammenarbeit und Fürsorge.

3.4. Der Einfluss der Politik auf die Hauskrankenpflege

Die Erwartungen der Politik an Beteiligte im Gesundheits- und Sozialbereich sind vielfältig. Gesundheits- und Sozialpolitiker erwarten von Pflegekräften eine bürgernahe, bedarfsorientierte und fachkompetente Arbeit. Die Finanzpolitik stellt hingegen die Frage, welche Leistungen mit den begrenzten Ressourcen finanziert werden können und erfordert daher eine rationale Verteilung der Mittel. Auch die politischen Haltungen und Werte beeinflussen die Gestaltung des Gesundheits- und Sozialsystems, sowie die Hauskrankenpflege. Pflegekräfte sollten daher die öffentlichen Reden der Politiker verfolgen und die Auswirkungen auf ihre Arbeit im Auge behalten. Obwohl in den letzten Jahren in allen Bundesländern Anstrengungen unternommen wurden, um den Ausbau der

Hauskrankenpflege voranzutreiben, gibt es immer noch erhebliche Unterschiede in der finanziellen Unterstützung zwischen dem stationären Bereich und der Hauskrankenpflege. Dies führt zu einer ungleichen Verteilung von Personal und Mitteln. Es ist jedoch wichtig zu bedenken, dass die öffentliche Hand in der Regel Träger von Krankenhäusern ist, während extramurale Dienste oft privat betrieben werden. Der Ausbau von Krankenhäusern ist daher oft politisch attraktiver, als die Förderung der Pflege älterer und chronisch kranker Menschen zu Hause. (Ertl et al., 2017).

Der Einfluss der Politik auf die Hauskrankenpflege und die daraus resultierende ungleiche Verteilung kann dazu führen, dass Pflegefachkräfte vor besonderen Herausforderungen gestellt werden und ihre Ressourcen effektiv nutzen müssen, um die bestmögliche Versorgung für die Kund*innen zu gewährleisten. Im folgenden Kapitel werden daher die Grundlagen der Delegation erörtert, um ein solides Fundament für die praktische Anwendung zu legen.

4 Grundlagen der Delegation

Cordula Nussbaum ersucht im Jahr 2012 Führungskräfte, in ihrem Buch „Organisieren Sie noch oder leben Sie schon", in die Rolle des Dirigenten eines Orchesters zu schlüpfen. Ähnlich wie in einem Musikensemble, würde kein Dirigent auf die Idee kommen, alle Instrumente selbst zu spielen. Ebenso macht es für eine Führungskraft wenig Sinn, alle Aufgaben selbst zu erledigen. Doch was bedeutet der Begriff Delegation eigentlich und welche Gründe gibt es Aufgaben zu delegieren. Diese Fragen werden im nun folgenden Teil näher erläutert.

4.1. Definition und Bedeutung der Delegation in der Hauskrankenpflege

Delegation ist definiert als „die Übertragung der Verantwortung für die Durchführung einer Tätigkeit von einer Person auf eine andere. Erstere bleibt dabei weiterhin für das Ergebnis rechenschaftspflichtig." (Kelly-Heidenthal & Marthaler 2008, zitiert nach ANA, 1992). Das bedeutet, dass die Person, die die Verantwortung delegiert, weiterhin für das Ergebnis der Aufgabe oder der Tätigkeit verantwortlich bleibt, auch wenn sie nicht mehr direkt an der Durchführung beteiligt ist. Die delegierende Person ist somit rechenschaftspflichtig für das Ergebnis, das von der delegierten Person erbracht wird. Wenn das Ergebnis nicht den Erwartungen entspricht oder Probleme auftreten, muss die delegierende Person die Verantwortung übernehmen und die Konsequenzen tragen. Die Erfassung und Planung pflegerischer Handlungen erfolgt durch die diplomierte Gesundheits- und Krankenpflegeperson, (in einigen Organisationen übernimmt die Case Manager*in die Rolle), und werden dann schriftlich an die entsprechenden Berufsgruppen delegiert. Es ist von essenzieller Bedeutung, dass die delegierende Person sicherstellt, dass die delegierte Person über die notwendigen Ressourcen, Fähigkeiten und Kenntnisse verfügt, sowie das die Anweisungen klar formuliert und verstanden wurden.

In der Hauskrankenpflege bedeutet „unter Aufsicht arbeiten" nicht, dass die diplomierte Gesundheits- und Krankenpflegeperson ständig präsent sein muss. Vielmehr erfolgt in regelmäßigen Abständen eine Überprüfung des Pflegeprozesses, in Form eine Pflegevisite, um sicherzustellen, dass die Pflege auf einem aktuellen und qualitativ hochwertigen Niveau bleibt. (Fichtinger & Rabl, 2014).

4.2. Aufgabenzuteilung und Delegation im Vergleich

Die Aufgabenzuteilung bezeichnet den Prozess, bei dem Verantwortung und Rechenschaftspflicht einer bestimmten Tätigkeit von einer Person auf eine andere übertragen werden, sofern diese über vergleichbare Kompetenzen und formale Qualifikationen verfügt. Zu beachten ist, dass die Aufgabenzuteilung nur zwischen ausgewählten Pflegefachkräften erfolgen darf, welche über vergleichbare spezifische Fähigkeiten, Kenntnisse und Urteilsvermögen verfügen, um die Aufgabe zu bewältigen. Im Kontext der beruflichen Verantwortung wäre es unzulässig, einer frisch ausgebildeten Pflegefachkraft (DGKP), welche noch nicht ausreichend eingearbeitet ist und über eine begrenzte Erfahrung verfügt, eine Aufgabe zuzuweisen, welcher sie womöglich zu diesem Zeitpunkt noch nicht gewachsen ist.

In einer solchen Situation besteht die Möglichkeit, dass die Pflegefachkraft die Übernahme der Aufgabe ablehnt, wenn sie berechtigte Bedenken hinsichtlich ihrer fachlichen Kompetenz hat, oder Zweifel an der korrekten Ausführung der zugewiesenen Tätigkeit. Sollte die Pflegefachkraft dennoch die ihr übertragenen Aufgabe ohne die erforderliche Qualifikation übernehmen und dabei fehlerhaft handeln, würde man von einem Übernahmeverschulden sprechen. Pflegeassistenten kommen für eine Aufgabenzuteilung nicht in Frage, da sie keine vergleichbaren Kompetenzen aufweisen.

Bei der Delegation hingegen übernimmt die Pflegekraft weiterhin die Verantwortung für die Durchführung der Aufgabe, muss aber sicherstellen, dass die Pflegeassistenz über die notwendigen Fähigkeiten und Kenntnisse verfügt und die Arbeit überwachen und unterstützen, falls erforderlich. (Kelly-Heidenthal & Marthaler, 2008).

Im Fallbeispiel Frau Schmidt würde die Case-Manager*in (Diplomierte Gesundheits- und Krankenpflegeperson) (Vg. Abschnitt 3.2.1.), einer diplomierten Gesundheits- und Krankenpflegeperson die Aufgabe der Medikamenten - Dispensierung übertragen, sofern diese über vergleichbare Kompetenzen und Fähigkeiten verfügt. Akzeptiert die Person des gehobenen Dienstes für Gesundheits- und Krankenpflege, übernimmt sie gleichzeitig die Verantwortung und die damit verbundene Rechenschaftspflicht für die Tätigkeit. (Kelly-Heidenthal & Marthaler, 2008).

Sollte jedoch eine Pflegeassistent*in die Aufgabe der Medikamenten-Dispensierung, übernehmen, spricht man nicht von einer Aufgabenzuteilung, sondern von einer Delegation. Die Verantwortung der erwähnten Aufgabe wird auf die Pflegeassistent*in übertragen. Die Pflegefachkraft (DGKP) behält jedoch die Gesamtverantwortung und trägt die Rechenschaftspflicht für die delegierte Aufgabe. Die Pflegeassistent*in führt lediglich die Aufgabe im Rahmen ihrer eigenen Kompetenz und Qualifikation, unter der Anleitung und Überwachung der Pflegefachkraft (DGKP) aus.

4.3. Die Rechenschaftspflicht

Im Kontext der Delegation bedeutet Rechenschaftspflicht, dass die Pflegefachkraft die Verantwortung und Haftung für ihre eigenen Handlungen sowie für die Handlungen oder Unterlassungen anderer trägt. Angehörige des gehobenen Dienstes für Gesundheits- und Krankenpflege sind sowohl für die eigene Durchführung der Aufgaben, die delegierten Aufgaben, als auch für den Delegationsakt selbst, rechenschaftspflichtig.

Sobald eine Aufgabe delegiert und von der empfangenen Person akzeptiert wurde, übernimmt diese im Rahmen der Übernahme die Verantwortung, Rechenschaftspflicht und Haftung der delegierten Aufgabe. Beide Parteien tragen somit die Verantwortung und können zur Rechenschaft gezogen werden. Die delegierende Person (DGKP) behält die Verantwortung für die Anordnung und hat die Aufgabe sicherzustellen, dass die delegierte Tätigkeit angemessen durchgeführt wird. Die empfangene Person (PA oder auch HH), übernimmt hingegen die Verantwortung und Haftung für die tatsächliche Ausführung der delegierten Aufgabe. Die Pflegefachkraft erliegt auch dann der Rechenschaftspflicht, wenn sich der Gesundheitszustand des Kunden verändert, welche eine Anpassung pflegerischer Maßnahmen bedarf. Handelt es sich um Aufgaben, welche nicht unmittelbar mit der direkten pflegerischen Versorgung des/r Kunden/Kundin verbunden ist, gestaltet sich die Delegation einfacher und birgt weniger rechtliche Konsequenzen für die Pflegefachkraft. (Kelly-Heidenthal & Marthaler 2008).

4.4. Delegation und Leadership

Delegation ist ein zentrales Thema im Leadership und stellt eine Grundkompetenz von guten Führungskräften dar. Laut der Definitionen von Oxford Languages bedeutet Leadership wörtlich übersetzt: Führung. „Während Führung den Menschen in einem Unternehmen/in einer Organisation den Weg vorgibt, befähigt Leadership sie dazu, auf ihrem eigenen Weg zum Unternehmenserfolg beizutragen." (wonderwerk consulting GmbH, 2023)

Diese Aussage besagt, dass Führungskräfte ihren Mitarbeiter*innen Anweisungen geben, um ein Ziel zu erreichen. Leadership hingegen geht darüber hinaus und motiviert Mitarbeiter*innen dazu, aktiv zum Erfolg des Unternehmens beizutragen. Dabei wird jeder Mitarbeiter*in dazu ermutigt auf seine/ihre eigene Weise und mit seinen/ihren individuellen Fähigkeiten zum Erfolg des Unternehmens beizutragen. Es geht also darum, die Mitarbeiter*innen nicht nur zu führen, sondern auch zu inspirieren und ihnen die Möglichkeit zu geben, ihr volles Potenzial auszuschöpfen, um das Unternehmen/die Organisation erfolgreich zu machen.

„Wer seiner Führungsrolle gerecht werden will, muss genug Vernunft besitzen, um die Aufgaben den richtigen Leuten zu übertragen, und genügend Selbstdisziplin, um ihnen nicht ins Handwerk zu pfuschen." (Roosevelt, amerik. Politiker, (1858-1919). Die Aussage des 26. Präsidenten der USA besagt, dass eine Führungskraft, die ihre Rolle erfolgreich ausüben möchte, in der Lage sein muss, Aufgaben an die richtigen Mitarbeiter*innen zu delegieren und diesen auch genügend Freiraum und Verantwortung zu übertragen. Hierbei ist es wichtig, Vertrauen in die Fähigkeiten und Kompetenzen der Mitarbeiter*innen zu haben, so dass diese ihr Potenzial ausschöpfen können. Leadership und Delegation sind somit eng miteinander verbunden, da eine erfolgreiche Führungskraft in der Lage sein muss, Aufgaben an die richtigen Mitarbeiter*innen zu delegieren und diese bei Bedarf zu unterstützen, ohne jedoch in ihre Arbeit einzugreifen.

4.4.1. Gründe für Delegation

Die Delegation von Aufgaben und Verantwortung ist ein wesentlicher Ansatzpunkt, um die Arbeitskraft effektiv zu multiplizieren. Indem Führungskräfte delegieren, können sie gemeinsam mit ihrem Team Ziele erreichen und Erfolge erzielen, die alleine nicht zu bewältigen wären. (Lorenz & Hager, 2021). Es ist von großer Bedeutung, dass die Verantwortung und Aufgaben in einem Unternehmen sinnvoll verteilt werden, um eine zeitnahe und zielgerichtete Erledigung zu gewährleisten und somit die Vorgaben des Unternehmens zu erreichen. Dadurch werden die Effektivität und Leistungsfähigkeit gesteigert. (Aufgaben delegieren als Führungskraft: Bedeutung & Vorteile, 2023).

In der Pflege bedeutet dies, dass eine kluge Verteilung der Aufgaben auf qualifizierte Mitarbeiter*innen notwendig ist, um eine angemessene Versorgung der Kund*innen sicherzustellen und gleichzeitig das Fachpersonal zu entlasten.

4.4.2. Vorteile für die Führungskraft und die Mitarbeiter*innen

Durch die Übertagung von Aufgaben an qualifizierte Mitarbeiter*innen, wird die Führungskraft entlastet, sie erhält Freiräume und somit Zeit für Tätigkeiten und Aufgaben, welche nicht delegiert werden können. Prioritäten können besser erkannt und gesetzt werden, was zu einer effektiveren Arbeitsweise führt. Zudem setzt sich die Führungskraft intensiver mit dem Potenzial ihrer Mitarbeiter*innen auseinander und fördert deren Motivation und Entwicklung. (Brangenberg, 2020). Fokussiert sich die Führungskraft auf die Mitarbeiterförderung, liegt ihr Ziel darin, die Leistungsfähigkeit der Mitarbeiter*innen zu steigern, sowie ihre Fähigkeiten und Kompetenzen gezielt zu fördern. Die Förderung des Selbstwertgefühls, der Eigenverantwortung und der Identifikation mit dem Unternehmen sind positive Nebeneffekte, die bei gezielten Maßnahmen zur Mitarbeiterentwicklung verstärkt werden. (Wittke, 2015).

Gleichzeitig kann das Know-how der Mitarbeiter*innen zu einer Effizienzsteigerung führen. (Lorenz & Haager, 2021). Durch den Einbezug der Mitarbeiter*innen, durch die Führungskraft, in Entscheidungsprozesse und die kontinuierliche Steigerung des Anspruchsniveaus, haben sie die Möglichkeit, neue Fähigkeiten durch gesammelte Erfahrung zu erwerben und sich persönlich weiterzuentwickeln. Dies führt wiederum zu verbesserten Aufstiegsmöglichkeiten und eröffnet Chancen für motivierende persönliche Erfolgserlebnisse.

Indem Verantwortungsbewusstsein und Risikobereitschaft gestärkt werden, wird der Weg zur Entwicklung von Selbstständig, Kreativität und Entscheidungsfähigkeit geebnet. Durch diesen Prozess können die Mitarbeiter*innen ihr Potenzial voll ausschöpfen und ihren beruflichen Fähigkeiten kontinuierlich verbessern, was wiederum positive Auswirkungen auf das Unternehmen hat. (Laufer, 2017).

4.4.3. Delegationshindernisse

Delegation erfordert von Führungskräften ein hohes Maß an Vertrauen und Loslassen von Aufgaben und Verantwortung. Hindernisse wären beispielsweise mangelndes Vertrauen in die

Fähigkeiten und Kompetenzen der Mitarbeiter*innen sowie die latent vorhandene Angst vor einem Kontrollverlust. (Von der Heyde & von der Linde, 2009).

Delegation birgt das Risiko ungünstiger Auswirkungen, wenn Mitarbeiter*innen nicht über die erforderlichen Fähigkeiten verfügen, um die Ihnen übertragenen Aufgaben erfolgreich zu bewältigen. Dies erfordert am Ende eine zusätzliche Kontrolle und Bewertung des Ergebnisses, was zusätzlich Zeit in Anspruch nimmt. (Brangenberg, 2020). Ebenso kann der höhere Arbeits- und Zeitaufwand, welcher mit der Delegation einhergeht, ein Grund für die Ablehnung seitens der Mitarbeiter*innen sein. Die Angst vor der Verantwortung und möglichen Konsequenzen ist ebenfalls ein Faktor, der die Delegation hemmen kann. Darüber hinaus kann eine Überforderung durch einen zu hohen Anforderungsgrad der Aufgabe die Delegation behindern. (Von der Heyde & von der Linde, 2009). Tendiert die Führungskraft, jede Aufgabe selbstständig zu erledigen, könnte dies auf ein geringes Vertrauen in die Fähigkeiten und Eigenständigkeit der Mitarbeiter*innen hindeuten. Doch durch das Vertrauen in die Fähigkeiten der Mitarbeiter*innen und die gezielte Übertragung von Aufgaben und der Bereitschaft Verantwortung abzugeben, verbunden mit angemessener Unterstützung und Zeitinvestition, entsteht eine positive Dynamik, die zu erfolgreichen Ergebnissen führen kann. Ein vertrauensvolles Arbeitsklima fördert die Kreativität, erhöht die Leistungsbereitschaft und somit auch die Freude an der Arbeit. Denn „Wer ständig misstraut, arbeitet selbst viel zu viel. Und wer zu viel arbeitet, verliert den Überblick und wird als Vorgesetzter seinen Aufgaben nicht mehr gerecht!" (Kratz, 1999).

5 Der Delegationsprozess

5.1. Voraussetzungen für eine erfolgreiche Delegation

Eine der Grundvoraussetzungen für eine erfolgreiche Delegation besteht unter anderem darin, dass die delegierende Person die Fähigkeit besitzt, Delegationsaufträge klar und verständlich zu kommunizieren, indem sie klare Anweisungen und Erwartungen formuliert, die für den/die delegierten Mitarbeiter*innen verständlich sind. Die Bereitschaft, Aufgaben abzugeben, selbst wenn die Führungskraft der Ansicht ist, die Aufgabe besser bewältigen zu können. Das Vertrauen in die Leistungsfähigkeit der Mitarbeiter*innen, sowie die Bereitschaft ihnen Verantwortung zu übertragen und ihnen somit die Möglichkeit zu geben, ihre Fähigkeiten unter Beweis zu stellen, ist unerlässlich. Die Möglichkeit zu delegieren, bezieht sich auf die Aufgaben und Tätigkeiten welche im Setting der Pflege delegierbar sind. (Freudenthaler, 2022).

Im Kontext der pflegerischen Kernkompetenz im Setting der mobilen Pflege und Betreuung ist es entscheidend, die geeignete Aufgabe, welche delegierbar ist, zu identifizieren und sicherzustellen, dass sie den rechtlichen und fachlichen Anforderungen entspricht. Die Einschätzung der Fähigkeiten und Kompetenzen der Mitarbeiter*innen spielt dabei eine wichtige Rolle. Die Führungskraft trägt die Verantwortung, den Delegationsprozess zu koordinieren, die Aufgabenerfüllung zu überwachen, sowie bei Bedarf Unterstützung und Feedback anzubieten.

5.2. Nicht - delegierbare Aufgaben

Zu beachten gilt, dass die Delegation von Aufgaben nur innerhalb des gesetzlich festgelegten Tätigkeitsprofils und Berufsbildes zulässig ist. Dies ist so zu verstehen, dass bestimmte Tätigkeiten nicht delegiert werden können, wenn sie außerhalb des Verantwortungsbereiches und der Kompetenzen der jeweiligen Berufsgruppe liegen. (Gruber, 2017). Bestimmte Tätigkeiten, wie beispielsweise der gesamte Pflegeprozess, welche Planung, Durchführung und Evaluierung beinhalten, sind von der Delegation ausgeschlossen. Ebenfalls fallen Tätigkeiten darunter, die eine spezifische pflegerische Beurteilung erfordern, um die Implementierung einer angemessenen Versorgung sicherzustellen. Des Weiteren werden Aufgaben, die mit bestimmten Risiken oder rechtliche Einschränkungen verbunden sind, ebenfalls von der Delegation ausgenommen. (Kelly-Heidenthal & Marthaler 2008).

5.3. Kriterien für eine erfolgreiche Delegation

Die Delegation von Aufgaben in der Pflege ist ein wichtiger Bestandteil der Arbeitsorganisation, die eine effektive und effiziente Versorgung der Kunden gewährleistet. Damit eine erfolgreiche Delegation stattfinden kann, müssen bestimmte Kriterien erfüllt sein.

Der Organisationen National Council of State Boards of Nursing (NCSBN) hat im Jahr 1997, fünf Kriterien formuliert (Kelly-Heidenthal & Marthaler, 2008), welche im Folgenden detailliert erläutert werden. Diese Kriterien dienen als Leitfaden für eine sichere Delegationspraxis.

5.3.1. Kriterium 1: Die richtige Aufgabe

Bevor eine Tätigkeit delegiert wird, stellt sich vorab die Frage, ob die Aufgabe überhaupt an ein Teammitglied delegiert werden kann und ob die Organisation intern über Richtlinien, Arbeitsanleitungen sowie Standards verfügt. (Kelly-Heidenthal & Marthaler, 2008). Diese sollten den Mitarbeiter*innen geläufig sein, da diese ihnen den Rahmen für ihre Handlungen und Entscheidungen bietet. Bedeutsam ist die Berücksichtigung der gesetzlich verankerten Kompetenzen der betreffenden Berufsgruppe. (Fichtinger & Rabl, 2014). Erforderlich ist, die Zulässigkeit, den Nutzen und die Risiken der zu delegierenden Aufgabe hinsichtlich der damit einhergehenden Verantwortung einzuschätzen und zu prüfen. (Laufer, 2017). Im Rahmen des pflegerischen Assessment, widmet sich die Pflegefachkraft dem Erhalt von Informationen und dem Aufbau einer tragfähigen Beziehung zum Kunden*in. Basierend auf dieser Grundlage wird der individuelle Versorgungsbedarf festgestellt, welcher bei der delegierten Aufgabe berücksichtigt wird. Dies gewährleistet die Berücksichtigung der Bedürfnisse des Kunden und unterstützt das delegierte Personal dabei, eine kundenzentrierte Pflege von hoher Qualität sicherzustellen. (Ertl et al., 2017).

Unter Berücksichtigung der, im pflegerischen Assessment erhobenen Information, hat die diplomierte Pflegefachperson als Pflegeverantwortliche, die Entscheidung getroffen, die notwendigen Aufgaben der Körperpflege an die Pflegeassistenz zu delegieren entsprechend den erforderlichen Kompetenzen und Fähigkeiten. Im Fallbeispiel Frau Schmidt wurde festgestellt, dass sie den Wunsch geäußert hat, ihre Haare während der Körperpflege nicht zu waschen, da sie dies üblicherweise beim Friseur erledigt. Diese Information wurde als relevant betrachtet, um die individuellen Bedürfnisse und Vorlieben der Kundin zu berücksichtigen.

5.3.2. Kriterium 2: Die richtigen Bedingungen

Zu den richtigen Bedingungen zählen unter anderem die Gewährleistung von personellen Ressourcen, die korrekte Durchführung der Aufgabe, sowie die Verfügbarkeit von notwendigen Arbeitsmaterialien. Nachdem die Frage betreffend der Personalverfügbarkeit geklärt wurde, besteht die Notwendigkeit einzuschätzen, ob die Mitarbeiter*in hinsichtlich seiner/ihrer Fähigkeiten und Arbeitsweise geeignet ist, der Verantwortung der ihm/ihr übertragenen Aufgabe gerecht zu werden. (Laufer, 2017). Die Bewertung der Fähigkeiten und Fertigkeiten der anderen Berufsgruppen obliegt den Angehörigen des gehobenen Dienstes für Gesundheits- und Krankenpflege der leistungserbringenden Organisation. Die diplomierte Pflegefachperson, die die Delegation durchführt, trägt die Verantwortung dafür, sicherzustellen, dass die delegierten Aufgaben von den anderen Berufsgruppen fachgerecht durchgeführt werden können und dass keine Zweifel daran bestehen. Die zu delegierende Aufgabe muss im Rahmen des Kompetenzbereiches der delegierten Person, liegen. (Fichtinger & Rabl, 2014). Im Setting der Pflegeanamnese werden unter anderem auch die verfügbaren Ressourcen erhoben. Für eine reibungslose Durchführung der delegierten Tätigkeiten ist es unerlässlich, dass die dafür notwendigen Hilfsmittel vorhanden sind. Die physischen Hilfsmittel sollten nicht nur vorhanden und bereitgestellt werden, sondern auch in einem sicheren Zustand sein, um eine effektive und sichere Durchführung zu gewährleisten.

Im Fallbeispiel Frau Schmidt, vergewissert sich die Pflegefachkraft, unter Rücksichtnahme der vorgegebenen Richtlinien von den Fähigkeiten und Kompetenzen der Pflegeassistent*in, um sicherzustellen, dass die delegierte Aufgabe korrekt durchgeführt wird. Für die Tätigkeit der Körperpflege, könnte zum Beispiel sichergestellt werden, das erforderliche Hilfsmittel, wie ein Duschsessel zur Verfügung stehen. Durch eine professionelle und verantwortungsvolle Nutzung der Hilfsmittel wird gewährleistet, dass die Tätigkeit sicher und zum Wohl der Kundin durchgeführt wird.

5.3.3. Kriterium 3: Die richtige Person

Hier sollten Fragen wie Kompetenzen, Fähigkeiten und Kenntnisse der Mitarbeiter*innen, in Bezug auf die delegierte Aufgabe und die juristische Vertretbarkeit, beantwortet werden.

Ob das Personal die Kenntnisse, Fähigkeiten und die Kompetenz besitzt die es braucht, um die Aufgabe durchzuführen (NCSBN, 1997), erfolgt durch die Sicherstellung der diplomierten Fachkraft, wie bereits erwähnt wurde, denn „Die Fähigkeit, Mitarbeiter*innen zutreffend zu beurteilen, ist für die Delegation eine wichtige Voraussetzung, …) (Schirmer, 2012).

„Die DGKP leitet" die untergeordneten Berufsgruppen „an und vergewissert sich in regelmäßigen Abständen von den Fähigkeiten und Fertigkeiten dieser vor Ort." (Fichtinger & Rabl, 2014). Die Delegation ist vertretbar, sofern sie im Einklang mit den gesetzlichen Bestimmungen (GuKG) erfolgt. Das Gesetz legt fest, welche Aufgaben von welchen Berufsgruppen durchgeführt werden dürfen und unter welchen Voraussetzungen eine Delegation möglich ist. (Gruber, 2017).

Im Fallbeispiel Frau Schmidt überprüft, wie bereits im vorherigen Punkt „richtige Bedingungen" die diplomierte Pflegefachperson, als Pflegeverantwortliche, die Fähigkeiten und Kompetenzen der Pflegeassistent*in. Juristisch gesehen ist die Delegation der Körperpflege vertretbar, solange sie im Einklang mit den gesetzlichen Bestimmungen ist. Laut §83, Absatz 1, ist die … „Durchführung der ihnen von Angehörigen des gehobenen Dienstes für Gesundheits- und Krankenpflege übertragene Pflegemaßnahmen" (Gruber, 2017, zitiert nach GuKG) zulässig.

5.3.4. Kriterium 4: Die richtige Anleitung und Kommunikation

Da das diplomierte Gesundheits- und Krankenpflegepersonal für den gesamten Pflegeprozess im Rahmen der Hauskrankenpflege verantwortlich ist, werden die Tätigkeiten unter Berücksichtigung der Berufsgruppe, schriftlich delegiert. Die delegierten Mitarbeiter*innen werden von der Pflegefachkraft angeleitet. (Fichtinger & Rabl, 2014). Laut Schirmer, (2012), ist die Intention der Delegation, dass ein/e Mitarbeiter*in eine Aufgabe selbstständig und zuverlässig erledigt. Damit die delegierte Aufgabe Wirkung zeigt, sollten die Ziele klar formuliert sein. Eine klare effektive Kommunikation zwischen allen Beteiligten ist unerlässlich. Die delegierende Pflegefachkraft sollte von Anfang an deutlich machen, welche Erwartungen sie an die Durchführung der zugeteilten Aufgabe hat. Ohne einen Informationsfluss zwischen den Beteiligten ist die Sicherheit und Qualität der Kundenversorgung gefährdet. Nur wenn der Austausch untereinander gegeben ist, kann eine hohe Versorgungsqualität sichergestellt werden. (Kelly-Heidenthal & Marthaler, 2008). Die Aufgabe der Führungskraft, welche delegiert, besteht auch darin, ein solides Vertrauensverhältnis zu allen Mitarbeiter*innen aufzubauen und zu pflegen. Die delegierte Person sollte auf dieser Vertrauensgrundlage keine Vorbehalte und Bedenken haben bei Unklarheiten oder Fragen auf die Pflegefachkraft zuzugehen. Die Offenheit für Rückfragen zeigt das Bestreben der Mitarbeiter*innen, ihre Aufgabe korrekt auszuführen, und verdeutlicht ihr Engagement für das Wohl des Kunden. (Laufer, 2017).

*Im Fallbeispiel Frau Schmidt, entnimmt die Pflegeassistentin, die delegierten Aufgaben der vorliegenden Pflegedokumentation. Die durchzuführenden Tätigkeiten sind dort klar und in schriftlicher Form vermerkt. Sollten dennoch Fragen auftreten, nimmt der/die Pflegeassistent*in Kontakt mit der Pflegefachkraft auf, um Klarheit zu schaffen. Durch eine effektive Dokumentation und transparente Kommunikation innerhalb des interdisziplinären Teams wird sichergestellt, dass die Kundin bestmöglich versorgt wird.*

5.3.5. Kriterium 5: Die richtige Beaufsichtigung

Im Setting der Pflegevisite werden in regelmäßigen Abständen, sowie anlassbezogen, sowohl die Fähigkeiten und Fertigkeiten der Mitarbeiter*innen als auch die delegierten Maßnahmen überprüft und gegebenenfalls adaptiert. Bei auftretenden Problemen, sind die Mitarbeiter*innen verpflichtet die Pflegefachkraft zu informieren. Diese entscheidet dann über weitere Maßnahmen und passt anlassbezogen die delegierte Tätigkeit an die veränderte Situation an. (Fichtinger & Rabl, 2014). Durch die Gewährung von Handlungsspielraum bei der Durchführung delegierter Pflegetätigkeiten können Mitarbeiter*innen ein höheres Maß an Engagement, Initiative und Kreativität entwickeln. Dennoch darf dabei die Kontrollpflicht nicht vernachlässigt werden, dies schließt auch die Verwendung weiterer Führungsinstrumente wie Anerkennung und konstruktive Kritik nicht aus. (Kratz, 1999).

Im Fallbeispiel Frau Schmidt, bezogen auf die delegierte Aufgabe der Körperpflege, bleibt hier der Pflegeassistentin freier Handlungsspielraum bei der Durchführung. Dies ermöglicht ihr Eigenverantwortung zu übernehmen und flexibel auf die Wünsche und Bedürfnisse der Kundin einzugehen. Durch die regelmäßigen Pflegevisiten kann die Qualität und Wirksamkeit der Tätigkeit überprüft und gegebenenfalls angepasst werden.

5.3.6. Zwischenfazit des/der Autor*in

Zusammenfassend lässt sich sagen, dass eine erfolgreiche Delegation in der Hauskrankenpflege eine klare Rollenverteilung, die richtigen Kompetenzen der Mitarbeiter*innen gemäß gesetzlichen Vorgaben, eine angemessene Auswahl der Aufgaben unter Berücksichtigung des/der Kund*in, sowie die Verfügbarkeit geeigneter Hilfsmittel erfordert. Zudem spielen eine klare und effektive Kommunikation, ein solides Vertrauensverhältnis und eine korrekte Anleitung durch die Pflegefachkraft eine entscheidende Rolle. Die regelmäßige Beaufsichtigung und Kontrolle der delegierten Aufgaben gewährleisten die Qualität und Sicherheit der Versorgung. Es ist von großer Bedeutung, dass diese Aspekte juristisch vertretbar sind, um eine rechtlich einwandfreie Delegation zu ermöglichen. Das folgende letzte, Kapitel bietet einen Einblick in die rechtlichen Anforderungen und Bestimmungen, die bei der Delegation zu berücksichtigen sind. Dadurch werden Pflegefachkräfte mit dem notwendigen Wissen ausgestattet, um die Delegationspraxis in der Hauskrankenpflege im Einklang mit den rechtlichen Vorgaben sicher und verantwortungsvoll umzusetzen.

6. Rechtliche Aspekte der Delegation

Im Bereich der professionellen Pflege müssen verschiedene Aspekte des Haftungsrechtes berücksichtigt werden. Hierbei spielen zivilrechtliche, strafrechtliche und arbeitsrechtliche Konsequenzen eine wichtige Rolle. Das Haftungsrecht befasst sich damit, wer für welches Verhalten verantwortlich ist und welche rechtlichen Konsequenzen eintreten, wenn eine Pflegekraft fehlerhaft handelt.

6.1. Zivilrechtliche Konsequenzen

Im zivilrechtlichen Verfahren wird die Frage nach dem Schadenersatz festgestellt. Dabei gilt der Grundsatz „wo kein Kläger, da kein Recht, was bedeutet, dass der Geschädigte den entstandenen Schaden vor einem Zivilgericht geltend machen muss. Eine richterliche Verurteilung wegen, beispielsweise fahrlässiger Körperverletzung, garantiert jedoch nicht automatisch einen Anspruch auf Schmerzensgeld. In einem solchen Prozess muss zunächst geklärt werden, wer den Schaden verursacht hat. In diesem Zusammenhang lassen sich zwei unterschiedliche Bereiche differenzieren. Zum einen können Ansprüche aus einem Vertrag, zum Beispiel dem der Organisation der Gesundheitseinrichtung resultieren, zum anderen aus einem Deliktanspruch gegenüber der Person, die den Schaden verursacht hat. (Kelly-Heidenthal & Marthaler, 2008). Um eine zivilrechtliche Haftung für Verschulden oder Pflichtverletzungen nachzuweisen, müssen bestimmte Voraussetzungen erfüllt sein. Der/Die Kläger*in muss hinsichtlich ihrer Person, ihrem Vermögen oder ihrer Rechten betreffend im Nachteil sein, was bedeuten würde, dass ein Schaden vorliegt. Die Rechtswidrigkeit (Nichteinhalten der nötigen Sorgfalt); die Kausalität bei der die Frage aufkommt, ob ein Fehler den Schaden verursacht hat und dieser durch korrektes Verhalten sich verhindert ließe, sowie das Verschulden, was die Frage der Fahrlässigkeit oder gar Vorsätzlichkeit beantworten sollte, vorliegen. (Halmich, 2023). Grundsätzlich ist es erforderlich, dass jede Pflegehandlung auf der Einwilligung des Kunden*in basiert. Im Falle einer Klage muss die angeklagte Person nachweisen, dass sie selbst keine Schuld trägt. Um einen Verstoß gegen eine Verpflichtung nachzuweisen, kann sich das Gericht bestimmter Standards bedienen, um zu beurteilen, ob eine angemessene und fachgerechte Pflege erbracht wurde. Die „angeklagte" Pflegekraft muss den Beweis erbringen, dass ihrerseits die vorgegebenen Richtlinien und Arbeitsanleitungen der Organisation befolgt und die Versorgung sach- und fachgerechter Pflege entsprach. Ist der Kläger in der Lage eine Übertretung gegen die Verpflichtung nachzuweisen, ist damit nicht zwangsläufig sichergestellt, dass er den Prozess für sich entscheidet. Auch wenn der Beweis vorliegt, dass der Pflegefachkraft beispielsweise bei der Delegation einer Aufgabe ein Fehler unterlaufen ist, kann der Kläger seine Forderung auf Schadenersatz nicht einfordern, wenn der Fehler für den Schaden nicht verantwortlich war. Wird die Organisation durch den Kläger juristisch belangt, gelten grundsätzlich die gleichen Verfahrensregelungen. (Kelly-Heidenthal & Marthaler, 2008).

6.2. Strafrechtliche Konsequenzen

Für eine strafrechtliche Haftung ist das Einleiten eines strafrechtlichen Verfahrens seitens der Staatsanwaltschaft erforderlich. Im Rahmen dieses eingeleiteten Verfahrens obliegt es den Richtern zu entscheiden, ob ein Verstoß gegen das Strafgesetz oder ein anderes Gesetz vorliegt. Wenn kein entsprechendes Gesetz verletzt wurde, kann auch keine Bestrafung erfolgen. In der Pflege drehen sich strafrechtliche Prozesse häufig um Aspekte wie Körperverletzung oder Freiheitsberaubung. Im strafrechtlichen Kontext trägt der einzelne die Verantwortung gegenüber dem Staat, eine Entlastung durch die Trägerorganisation ist nicht möglich. (Kelly-Heidenthal & Marthaler, 2008).

6.3. Arbeitsrechtliche Konsequenzen

Arbeitsrechtliche Konsequenzen werden auf der Basis eines Vertrages zwischen dem Arbeitgeber, der Organisation und der Pflegeperson geregelt. Zu den arbeitsrechtlichen Konsequenzen zählen Maßnahmen wie Versetzung, Abmahnung oder Kündigung. Aus der Stellenbeschreibung geht hervor, welche Aufgaben und Verantwortlichkeiten zum Tätigkeitsbereich gehören. Die Arbeitsleistungen sind an gewisse Standards und Verhaltensregeln geknüpft, welche, abhängig von der jeweiligen Organisation, auch Vertraglich festgehalten werden können. Eine Missachtung gegen die vereinbarten Richtlinien oder gegen allgemeine Grundsätze der sach- und fachgerechten Pflege können zu arbeitsrechtlichen Konsequenzen und disziplinarischen Maßnahmen führen. (Kelly-Heidenthal & Marthaler, 2008).

6.4. Haftung der Organisation und Einzelperson

In den meisten Fällen richtet sich die Klage gegen den Organisationsträger. Grundsätzlich können diese für Schäden, verursacht durch das fahrlässige Handeln des Pflegepersonals, juristisch zur Rechenschaft gezogen werden. Die Trägerorganisation haftet dann für die verursachten Schäden, als hätte sie diese selbst verursacht. In der Praxis spricht für die Klage gegen die Trägerorganisation zudem, dass dieser wirtschaftlich leistungsfähiger ist und somit eher in der Lage, den entstandenen Schaden finanziell zu tragen.

Pflegefachkräfte haften nicht für Fehler, welche von den anderen Berufsgruppen begangen wurden, es sei denn, es kann ihnen ein Versäumnis im Delegationsprozess nachgewiesen werden. Dieser Fall liegt vor, wenn die diplomierten Gesundheits- und Krankenpflegeperson eine Person wählt, welche aufgrund ihrer Qualifizierung oder auch ihrer persönlichen Kenntnisse und Fähigkeiten, offensichtlich nicht in der Lage ist, die an sie delegierte Aufgabe zu bewältigen bzw. diese durchzuführen. Um die Pflegefachkraft haftbar zu machen, muss eine eindeutig erkennbare, unerlaubte Handlung nachgewiesen werden. In solchen Fällen kann es zu einem Strafgerichtsprozess kommen, bei dem die individuelle Person gegenüber dem Staat haftet, es findet keinerlei Entlastung durch die Organisation statt. (Kelly-Heidenthal & Marthaler, 2008).

6.5. Rechtliche Aspekte der pflegerischen Kernkompetenz gemäß §14

Wie bereits erwähnt, ist das Berufsbild der diplomierten Gesundheits- und Krankenpflegeperson im Gesundheits- und Krankenpflegegesetz (GuKG), verankert.

Die Formulierung im Erlass zu Paragraf 14 verdeutlicht, dass die pflegerischen Kernkompetenzen nicht nur den Pflegeprozess, sondern auch Maßnahmen im Zusammenhang mit der Delegation umfassen. Unter anderem fällt die Delegation in den eigenverantwortlichen Tätigkeitsbereich. Um den Begriff der „Eigenverantwortlichkeit" richtig zu verstehen, soll deutlich gemacht werden, dass die Angehörigen des gehobenen Dienstes für Gesundheits- und Krankenpflege bei der Ausübung der Tätigkeiten im Rahmen ihres Berufsbildes eigenverantwortlich handeln.

Juristisch betrachtet bedeutet das, dass sie eine fachliche Weisungsfreiheit haben und im Rahmen ihres Berufsbildes fachlich unabhängig handeln dürfen. Dies beinhaltet die Befugnis, ohne direkte fachliche Weisung zu agieren, sofern keine spezifischen Anweisungen im Rahmen der Organisation des Pflegedienstes vorliegen. Mit dem Begriff „eigenverantwortlich" wird zum Ausdruck gebracht, dass die diplomierte Gesundheits- und Krankenpflegeperson für den Schaden, der durch unsachgemäße Behandlung verursacht wird, selbst haftbar ist. In diesem Zusammenhang wird auf die strafrechtlichen Konsequenzen bei Fahrlässigkeit und Übernahme der Verantwortung hingewiesen. Jene Person, die eine Tätigkeit übernimmt, hat somit die Aufgabe selbst zu erkennen, ob sie über die erforderlichen Kenntnisse und Fähigkeiten verfügt, dementsprechend richtet sie ihre Handlung aus. Die Eigenverantwortlichkeit ist keine Möglichkeit, rechtliche Verpflichtungen zu umgehen, sondern eine unverzichtbare Pflicht bei der Ausübung des Berufs. Das bedeutet, dass das Pflegepersonal bei grober Fahrlässigkeit oder bewusster Vernachlässigung der fachlichen Sorgfaltspflicht strafrechtlich belangt werden kann. Es liegt in der Verantwortung des Personals, die nötige Sorgfalt und Kompetenz in ihrer beruflichen Tätigkeit walten zu lassen, um Schäden für die Patienten zu vermeiden.

„Fahrlässigkeit in Form der Einlassungs- bzw. Übernahmsfahrlässigkeit liegt vor, wenn der/die Berufsangehörige Tätigkeiten übernimmt, von denen er/sie weiß oder wissen müsste, dass er/sie diese Tätigkeiten nicht ordnungsgemäß ausführen kann, sei es auf Grund einer dauernden Unzulänglichkeit, auf Grund eines physischen oder psychischen Ausnahmezustandes oder auf Grund mangelnder Ausbildung. In diesen Fällen hat der/die

Berufsangehörige die Durchführung der Tätigkeit zu unterlassen oder abzulehnen. Der/Die Berufsangehörige hat die Grenzen seines/ihres Könnens einzuschätzen und entsprechend zu handeln. Allfällige dienstrechtliche Konsequenzen sind gesondert zu beurteilen." (Weiss & Lust, 2021). Das bedeutet, wenn eine Person eine bestimmte Aufgabe nicht ordnungsgemäß erfüllen kann, sollten sie diese ablehnen. Es ist wichtig, die eigenen Grenzen zu kennen und entsprechend zu handeln, um mögliche Schäden oder Risiken für andere zu vermeiden.

Im Fall von Frau Schmidt bedeutet dies, dass sowohl die Pflegeassistenz, als auch andere beteiligte Personen, ihre eigenen Grenzen und Fähigkeiten realistisch einschätzen sollten. Fahrlässigkeit in Form von Einlassungs- oder Übernahmefahrlässigkeit tritt auf, wenn eine Berufsangehörige Tätigkeiten übernimmt, von denen sie weiß oder wissen müsste, dass sie diese nicht ordnungsgemäß ausführen kann.

Im Kontext des Fallbeispiels bedeutet dies, dass das Personal, das an ihrer Pflege beteiligt ist, die Verantwortung hat, Tätigkeiten abzulehnen oder zu unterlassen, bei denen es nicht über die erforderlichen Kompetenzen verfügt oder die er nicht sicher ausführen kann.

Die Berufsangehörigen, einschließlich des diplomierten Personals, sollten die Grenzen ihrer eigenen Fähigkeiten erkennen und entsprechend handeln, um Schäden oder Risiken für Frau Schmidt zu vermeiden. Dies beinhaltet auch die Beachtung von Qualitätsstandards und die Einhaltung von fachgerechten Pflegemethoden. Wird dies widerrechtlich verabsäumt, kann dies juristische Konsequenz nach sich ziehen.

7 Schlussfolgerung und Zusammenfassung

Die Delegation von pflegerischen Aufgaben im Setting der mobilen Pflege und Betreuung stellt eine bedeutende Herausforderung dar, da sowohl die Sicherheit der Kund*innen als auch die optimale Nutzung der Ressourcen gewährleistet werden muss. Bei der Ausführung von Pflegehandlung in der Hauskrankenpflege ist es von grundlegender Bedeutung, dass diese stets auf der Einwilligung der Kund*in beruhen. Diese Sicherstellung bildet somit einen rechtlichen Schutz für alle Beteiligten und gewährleistet eine rechtskonforme Durchführung der Pflegehandlungen. Jede/r Mitarbeiter*in sollte eine klare Vorstellung davon haben, welche Aufgaben und Verantwortlichkeiten in seinem/ihrem eigenen Tätigkeitsbereich liegen.

Zusätzlich ist auch eine kritische Selbstreflexion erforderlich, um die eigenen Kompetenzen und Fähigkeiten realistisch einzuschätzen. Jeder Mitarbeiter*in sollte die Reife besitzen Tätigkeiten abzulehnen oder nicht auszuführen, wenn die nötige Fähigkeit oder ein Mangel an Erfahrung gegeben sind. Dies ist von größter Bedeutung, da es nicht nur im Interesse der Kund*in liegt, sondern auch dazu dient, mögliche rechtliche Konsequenzen zu vermeiden und die eigene juristische Verantwortung zu wahren.

Es lässt sich festhalten, dass eine erfolgreiche und rechtlich einwandfreie Delegation in der Hauskrankenpflege durch viele Faktoren gekennzeichnet sind.

Die vorliegende Abschlussarbeit analysiert die zentralen Aspekte der Delegation darauf aufbauend werden nun die gewonnenen Erkenntnisse zusammenfassend beleuchtet. Die Autorin gelangt zu folgender Erkenntnis.

Vor der Delegation einer Aufgabe oder Tätigkeit, ist es von grundlegender Bedeutung, dass die delegierende Pflegefachperson über die erforderlichen Kompetenzen verfügt, um zu erkennen, dass die besagte Tätigkeit delegiert werden kann, sowie dass sie in der Lage ist, diese Absicht klar und verständlich zu kommunizieren. Die Aufgabe wird an die Person delegiert, die über die entsprechenden Kompetenzen, anhand ihres Berufsbildes, welches gesetzlich verankert ist, sowie über erforderliche Fähigkeiten und Fertigkeiten, verfügt. Dies setzt jedoch voraus, dass die Pflegefachkraft über die geltenden rechtlichen Bestimmungen und Vorschriften im Bereich der Hauskrankenpflege informiert ist und über das erforderliche Wissen verfügt, um die Zuständigkeit aller anderen Berufsgruppen innerhalb des interdisziplinären Teams zu verstehen.

Idealerweise verschafft sich die Pflegefachkraft noch vor Ausübung der delegierten Tätigkeit vor Ort ein Bild darüber. Denn je komplexer die zu delegierenden Aufgaben sind, desto schwieriger kann es sein, ihre Delegierbarkeit und die dafür erforderlichen Qualifikationen einzuschätzen. In der praktischen Realität, sieht dies jedoch anders aus.

Personalmangel, fehlende zeitliche Ressourcen und die Fülle an eigenen Aufgaben, erlauben es der Pflegefachkraft nicht immer präsent zu sein und sich davon selbst zu überzeugen. Die delegierten Aufgaben werden im Rahmen der Pflegeanamnese formuliert und, wie es das Gesetz in der Hauskrankenpflege vorschreibt, schriftlich vermerkt. Dieser schriftliche Vermerk stellt sicher, dass die Mitarbeiter*innen wissen, was zu tun ist. Darüber hinaus haben die Mitarbeiter*innen jederzeit die Möglichkeit, sich bei eventuellen Rückfragen oder Unklarheiten an die Pflegefachkraft zu wenden. Dieser offene Austausch stellt sicher, dass die Sicherheit des Kunden stets gewahrt wird.

Die Pflegefachkraft ist im Vorfeld auf die gesetzlich belegten Kompetenzen, der betreffenden Berufsgruppen, angewiesen. Hier bestünde eindeutig ein Verbesserungspotenzial, indem beispielsweise die zeitliche Möglichkeit eingeräumt wird, die einzelnen Mitarbeiter*innen, an die delegiert werden kann und soll, im Rahmen des Pflegedienstes zu begleiten, um die Fähigkeiten und Fertigkeiten zu überprüfen. In der Regel findet diese Überprüfung meist zu einem fortgeschrittenen Zeitpunkt im Rahmen der anlassbezogenen Pflegevisiten statt. Bis dahin vertraut die delegierende Person darauf, dass die Mitarbeiter*innen, ihren Teil der gemeinsamen Arbeit zum Wohle der Kund*innen, in Anlehnung an den Ethik Kodex sowie auf hohem Niveau erledigen. Die Pflegefachkraft hat dafür Sorge zu tragen, dass ihr Wissen hinsichtlich der gesetzlichen Bestimmungen und Vorschriften im Bereich der Hauskrankenpflege, welche je nach Einrichtung oder Land variieren können, auf dem aktuellsten Stand ist und muss diese in Anlehnung an die delegierten Aufgaben richtig interpretieren. Denn nur so kann die Delegation im juristisch sicheren Rahmen an die Zuständigkeit der Mitarbeiter*innen angepasst werden. Die Pflegefachkraft, als Angehörige der Gesundheits- und Krankenpflege, handelt im Rahmen der Delegation immer im eigenverantwortlichen Tätigkeitsbereich. Dies setzt eine umfangreiche Kenntnis in Bezug auf, Kompetenzen der interdisziplinären Berufsgruppen, als auch über die aktuellsten berufsbezogenen Gesetzesbestimmungen voraus.

Bei einer reflektierenden Betrachtung wird deutlich, dass der Delegationsprozess ein hohes Maß an Verantwortung erfordert. Um eine juristisch sichere und erfolgreiche Delegation zu gewährleisten, ist es notwendig, eine genaue Analyse der Aufgaben vorzunehmen und die Kompetenzen, Fähigkeiten und Fertigkeiten der Mitarbeiter*innen zu kennen. Zudem müssen die gesetzlichen Bestimmungen berücksichtigt werden. Es ist von großer Bedeutung, sich ausreichend Zeit zu nehmen, um alles gründlich zu überprüfen und zu evaluieren. Regelmäßiger Austausch mit den Mitarbeiter*innen und innerhalb des Teams, eine klare und transparente Kommunikationskultur sind unerlässlich. Des Weiteren ist eine klar formulierte und detaillierte Dokumentation, sowohl seitens des Delegierenden als auch der Mitarbeiter*innen von großer Bedeutung. Dabei darf jedoch in keinem Fall die Sicherheit des/r Kunden*in außer Acht gelassen werden. Denn diese hat höchste Priorität. Unter Berücksichtigung all dieser Faktoren lassen sich wichtige Aspekte identifizieren, die für eine juristisch erfolgreiche Umsetzung dieses Prozesses von großer Bedeutung sind.

Die zu Beginn gestellte Forschungsfrage, welche Faktoren berücksichtigt werden müssen, um eine juristisch sichere und letztendlich erfolgreiche Delegation im Setting der mobilen Pflege und Betreuung zu ermöglichen, konnte durch die gewonnene Erkenntnis beantwortet werden. Dieses Wissen ermöglicht es den Beteiligten, die Delegation in der Praxis gezielt umzusetzen und entsprechender Maßnahmen auf Basis dieser Erkenntnisse zu treffen.

8 Literaturverzeichnis

Artikel Wirtschaftswissen Aufgaben delegieren als Führungskraft: Bedeutung & Vorteile. (2023). gefunden am 22.04.2023 unter https://www.wirtschaftswissen.de/personalmanagement/mitarbeiterfuehrung/richtiges-delegieren-welche-aufgaben-sie-delegieren-koennen-und-sollten/

Beruf Heimhilfe in Wien - Voraussetzungen und Ausbildungseinrichtungen. (2014). Abgerufen am 26.05.2023 von https://www.wien.gv.at/arbeitwirtschaft/beruf/medizinisch/ausbildung/heimhilfe.html

Blatter, I. (o.J.). Delegation: Warum es sich lohnt zu delegieren und wie es geht. Abgerufen am 09.06.2023 von https://ivanblatter.com/delegation/

Brangenberg, N. (2020). Einrichtungsleitung in der Altenpflege. Delegation, Zielvereinbarung und Kritikgespräche. Grin.

b-wise. (2022). Aufgaben delegieren als Führungskraft – worauf es ankommt. business-wissen.de. Abgerufen am 09.06.2023 von https://www.business-wissen.de/hb/aufgaben-delegieren-als-fuehrungskraft-worauf-es-ankommt/

Die Vorteile häuslicher Betreuung. (2019). https://www.kleinezeitung.at. Abgerufen am 09.06.2023 von https://www.kleinezeitung.at/service/ratgeber/steiermark/pflege/5598367/ Die-Vorteile-haeuslicher-Betreuung

Ertl R., Kratzer U. & Leichsenring K. (2017). Hauskrankenpflege. wissen-planen-umsetzen. (4. Auflage). Facultas.

Fichtinger, C. & Rabl, R. (2014). Arbeitsumfeld Hauskrankenpflege: Herausforderungen in der ambulanten Pflege erkennen und meistern. Springer.

Freudenthaler, A. (2022). Führungstechniken. Vorlesungsfolien/Handouts.

Gruber, R. (2017). Gesundheits- und Krankenpflegegesetz (GuKG): Kommentierter Gesetzestext für die Praxis - Verstehen - Wissen - Handeln. Leykam.

Halmich, M. (2018). Juristisches zur Ausbildung, zu den Kompetenzen und dem Einsatzgebiet in der Praxis. Abgerufen am 23.04.2023 von https://www.pflegekongress.at/html/publicpages/154417478326040.pdf

Halmich, M. (2023). Rechtsfragen für Führungskräfte – Aufbaulehrgang. Vorlesungsfolien/Handouts.

Kelly-Heidenthal, P. & Marthaler, M. (2008). Pflege delegieren. Huber.

Kemetmüller, K. & Fürstler, F. (2013). Berufsethik, Berufsgeschichte und Berufskunde für Pflegeberufe. Facultas.

Kratz, H. (1999). Delegieren - aber wie?: persönliche Entlastung, Mitarbeiter motivieren, Potenziale nutzen. Gabal.

Laufer, H. (2017). Motivierend delegieren, kontrollieren, kritisieren: Wie Sie Mitarbeiter aktivieren statt frustrieren. Gabal.

Lorenz, M. & Haager, N. (2021). Führung to. go. Erfolgreiche Führung durch Delegation. Grow.up.

Mayer, G. (o.J.). Der erweiterte Kundenbegriff in der Pflege – Konsequenzen für Qualität, Marketing und Kommunikation. Abgerufen am 22.04.2023 von https://link.springer.com/chapter/10.1007/978-3-531-91476-3_12

Nussbaum, C. (2013). Organisieren Sie noch oder leben Sie schon? Zeitmanagement für kreative Chaoten. Campus.

Pflegedienstleistungsstatistik, (2021). Abgerufen am 04.05.2023 von https://www.statistik.at/fileadmin/pages/346/Pflegedienstleistungsstatistik_2021.pdf

RIS (Rechtsinformationssystem). (2023). Ausbildungsverordnung für PA/PFA Berufe. Gesamte Rechtsvorschrift für Pflegeassistenzberufe-Ausbildungsverordnung, Abgerufen am 09.06.2023 von https://www.ris.bka.gv.at/GeltendeFassung.wxe?Abfrage=Bundesnormen&Gesetzesnummer=20009672

RIS (Rechtsinformationssystem). Gesundheits- und Krankenpflegegesetz - Bundesrecht konsolidiert, Fassung vom 31.12.2005. (2005, 31. Dezember). https://www.ris.bka.gv.at/GeltendeFassung.wxe?Abfrage=Bundesnormen&Gesetzesnummer=10011026&FassungVom=2005-12-31

RIS (Rechtsinformationssystem). Vereinbarung gemäß Art. 15a B-VG über Sozialbetreuungsberufe - Landesrecht konsolidiert Wien, Fassung vom 09.06.2023. Abgerufen am 09.06.2023.

https://www.ris.bka.gv.at/GeltendeFassung.wxe?Abfrage=LrW&Gesetzesnummer=20
000213

Roosevelt, T. (1858-1919). Wer seiner Führungsrolle gerecht werden will, muß genug Vernunft besitzen, um die Aufgaben den richtigen Leuten zu übertragen und genügend Selbstdisziplin, um ihnen nicht ins Handwerk zu pfuschen. Abgerufen am 04.05.2023 von https://www.nur-zitate.com/zitat/1753

Schirmer, U. & Woydt, S. (2012). Mitarbeiterführung. Springer Gabler.

Stelzhammer, D. (2010). Hauskrankenpflege – Status quo und Perspektiven. Abgerufen am 27.05.2023 von https://doi.org/10.1007/s00735-010-0412-x

Von Der Heyde, A. & Von Der Linde, B. (2009). Gesprächstechniken für Führungskräfte: Methoden und Übungen zur erfolgreichen Kommunikation. Haufe-Lexware.

Weiss & Lust. (2021). Gesundheits- und Krankenpflegegesetz GuKG. (9. Auflage.). Manz.

Wiener Gesundheitsverbund, (2023). FH Studium Gesundheits- und Krankenpflege. Abgerufen am 23.04.2023 von https://ausbildung.gesundheitsverbund.at/pflegeausbildung/fh-studium-gesundheitsund-krankenpflege/

Wittke, C. (2015). Mitarbeiterförderung durch Delegation. Grin.

Wonderwerk consulting GmbH. (2023). Leadership: Was ist gute Führung. Abgerufen am 21.04.2023 von https://www.wonderwerk.com/leadership/was-ist-leadership/

BEI GRIN MACHT SICH IHR WISSEN BEZAHLT

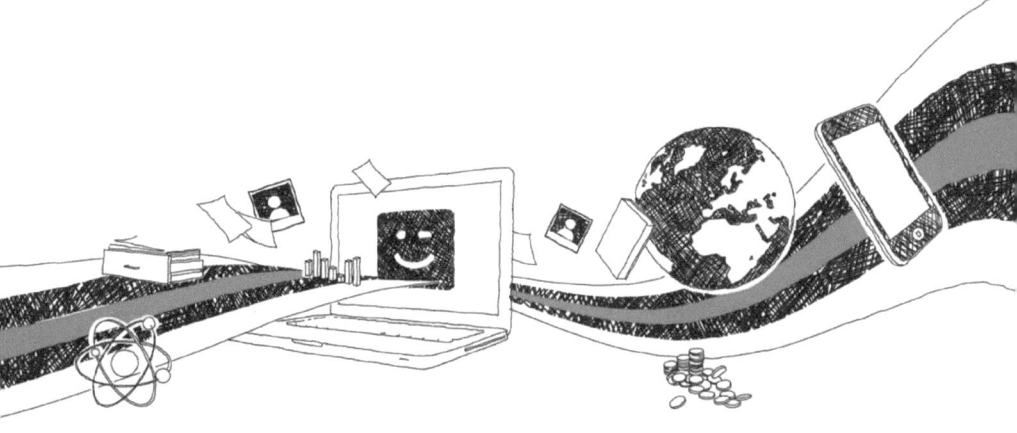

- Wir veröffentlichen Ihre Hausarbeit, Bachelor- und Masterarbeit

- Ihr eigenes eBook und Buch - weltweit in allen wichtigen Shops

- Verdienen Sie an jedem Verkauf

Jetzt bei www.GRIN.com hochladen und kostenlos publizieren

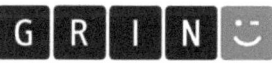